常见传染病
校园防控手册

杨博◎主编

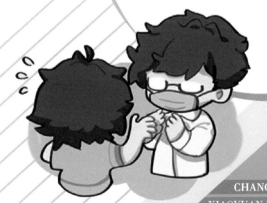

CHANGJIAN CHUANRANBING
XIAOYUAN FANGKONG SHOUCE

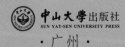

中山大學出版社
SUN YAT-SEN UNIVERSITY PRESS

·广州·

图书在版编目（CIP）数据

常见传染病校园防控手册 / 杨博主编. —广州：中山大学出版社，
2022.7
ISBN 978-7-306-07525-3

Ⅰ. ①常…　Ⅱ. ①杨…　Ⅲ. ①传染病防治—基本知识
Ⅳ. ① R183

中国版本图书馆 CIP 数据核字（2022）第 074504 号

出　版　人：王天琪
策划编辑：嵇春霞
责任编辑：陈　霞
封面设计：林绵华
责任校对：袁双艳
责任技编：靳晓虹
出版发行：中山大学出版社
电　　话：编辑部　020-84110776，84110779，84111997，84113349
　　　　　　发行部　020-84111998，84111981，84111160
地　　址：广州市新港西路 135 号
邮　　编：510275　　　　　　传　真：020-84036565
网　　址：http://www.zsup.com.cn　E-mail: zdcbs@mail.sysu.edu.cn
印　刷　者：佛山市浩文彩色印刷有限公司
规　　格：880mm×1230mm　1/32　3.625 印张　72 千字
版次印次：2022 年 7 月第 1 版　　2022 年 7 月第 1 次印刷
定　　价：26.00 元

编委会

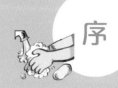

序

中山大学医院管理处王明飞老师邀请我为《常见传染病校园防控手册》写序，惶恐而怡悦。

回顾人类文明和科技发展的历史，科学知识的普及促使科技创新和文明进步。其中，健康知识的普及是人类幸福的生命之光。医学院校是健康科普人力资源最丰富的地方，习近平总书记在2012年全国科普开放日主会场上指出："高校不仅抓教学、抓科研，还要抓科技普及。高等院校蕴藏着开展科普教育活动最为丰富的人才资源，在面向社会公众开展科普活动方面具有不可替代的优势。"

中山大学光华口腔医学院的师生们就是健康科普的生力军。为让大学生群体乃至普通民众正确认识新发、突发传染病和传统传染病的威胁，做好科学防控，他们在中山大学医院管理处、中山大学附属第三医院感染性疾病科、中山大学心理学系专家的指导下，用了两年多的时间编写这本趣味性与科学性兼具的科普手册。本书的每一章节都有与文字相配的趣味漫画，内容之有趣生动让人忍俊不禁。这本科普手册不同于寻常的讲座、展览，它通俗易懂、生动有趣，有着生动活泼的面貌，方便读者学习常见传染病防控知识，并在生活中加以实践。本手册的出版，充分体现医学生不仅是健康知识的接受者，同时也是健康知识的传播者和践行者，实属难能可贵。

是为序。

林炳亮

2022年6月22日

前言

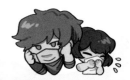

　　突如其来的新型冠状病毒肺炎疫情席卷全球，一场漫长且艰苦的抗疫战役就此打响。作为亲历者与见证者，我们深知传染病给国家和人民带来的重大影响。校园人群高度集中，一旦暴发传染病，后果不堪设想。在防控传染病的战役中，每个人都是战士，都应该掌握一定的传染病相关知识。

　　除了新型冠状病毒，其他潜在的"隐形杀手"也应当引起重视，如结核、病毒性肝炎、流感等。其一旦在校园暴发，也将造成严重的后果。许多非医学专业的同学可能对传染病的相关知识缺乏深入了解，网络上的一些传染病预防相关知识也可能欠规范。作为中山大学医学生和中山大学光华口腔医学院学生党支部成员，我们希望利用专业资源，通过手册的形式，向大家进行相关科普宣传。在每个章节，我们围绕一种传染病进行释疑，介绍防控措施。为便于读者理解，我们力求语言浅显直白，并配有大量趣味漫画，使内容通俗易懂、生动有趣。

在编写手册之前，我们向许多同学尤其是非医学专业的同学征集了这些传染病的相关疑问。为使科普更专业有效，围绕传染病，我们参考了大量的权威书籍与论文并编写此书。初稿完成后，我们又邀请了传染病研究方向的专家进行审稿，针对同学们对传染病的疑问，力求作出更权威的解答和释疑。

发挥学子力量，践行健康中国。我们不仅希望读者从漫画中感受快乐，还希望他们能从中学到专业且实用的常见传染病防控知识。囿于水平，本书难免有不足和疏漏之处，敬请广大读者包涵及不吝批评指正，以帮助我们做得更好。我们将把大家的支持、鼓励和批评化为今后学习的动力，为广大读者提供更多更优质的科普内容，以实际行动为健康事业持续贡献力量。

编者

2022年6月27日

目录

第一章　流感　　　　　1

常见疑问　　　　　　2

防控措施　　　　　　6

专家释疑　　　　　　10

第二章　非典型肺炎　　　　　11

常见疑问　　　　　　13

防控措施　　　　　　16

专家释疑　　　　　　16

第三章　结核病 　　19

常见疑问　　21

防控措施　　23

专家释疑　　24

第四章　流行性腮腺炎 　　25

常见疑问　　27

防控措施　　29

专家释疑　　30

第五章　病毒性肝炎 　　31

常见疑问　　33

防控措施　　35

专家释疑　　36

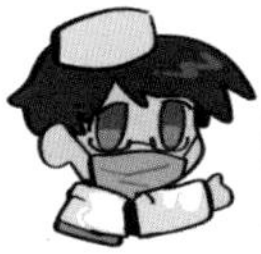

第六章　诺如病毒感染性腹泻　39

常见疑问　41

防控措施　44

专家释疑　46

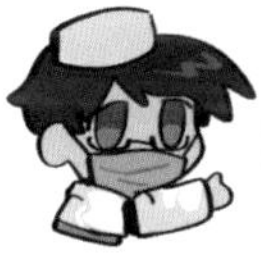

第七章　水痘和带状疱疹　49

常见疑问　50

防控措施　53

专家释疑　54

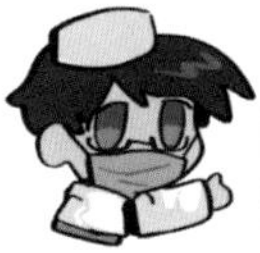

第八章　单纯疱疹　55

常见疑问　56

防控措施　58

专家释疑　59

第九章 艾滋病 61

常见疑问 63

防控措施 65

专家释疑 66

第十章 登革热 69

常见疑问 70

防控措施 72

专家释疑 73

第十一章 狂犬病 75

常见疑问 77

防控措施 81

专家释疑 82

第十二章 传染病患者的心理疏导 85

常见疑问 86

应对方法 88

专家释疑 93

后 记 98

第一章

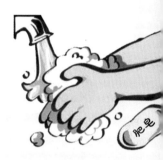

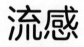

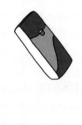

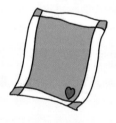

流感

流感是由流感病毒引起的急性呼吸道感染疾病，其传染性强、传播速度快，在各个季节都有可能出现，其中以冬季为发病高峰期，表现为发热、咳嗽、肌肉酸痛等症状。流感与普通感冒有相似之处，但前者有致死性，其严重性远超后者。

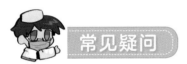

常见疑问

 为什么会感染流感病毒？

流感患者和隐性感染者是流感的主要传染源。流感病毒主要通过飞沫传播，也可以通过口腔、鼻腔、眼睛等的人体黏膜传播。

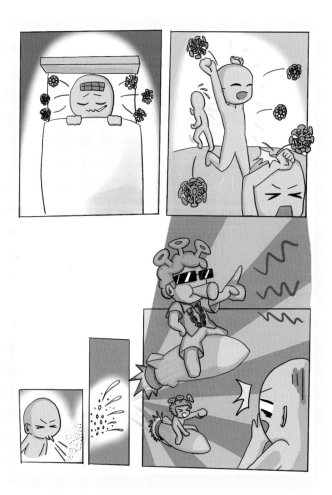

如何区分普通感冒、流感、新冠肺炎?

普通感冒主要由受凉、劳累等因素引起,以鼻塞、流涕、打喷嚏等上呼吸道感染症状为主,几乎无明显发热症状,较少出现全身反应。

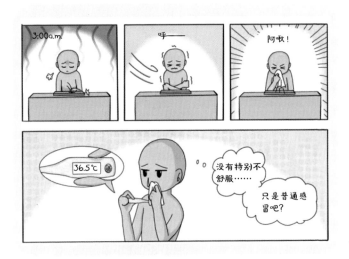

流感不仅会出现上述上呼吸道感染症状,还会引起下呼吸道感染(即肺炎)。与普通感冒相比,流感发病急,容易导致高热,患者常出现头痛、乏力、肌肉酸痛等全身反应,且流感持续时间较长,为5～7天,普通感冒的持续时间一般不超过3天。

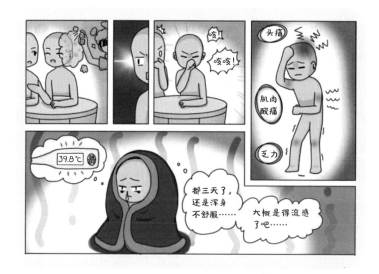

新型冠状病毒肺炎（简称"新冠肺炎"）的轻症患者也会像流感患者一样出现发热、咳嗽、畏寒等症状，但典型的新冠肺炎病例中，其病情会有一个逐步加重的过程。病程持续到第 2 周时，逐渐发展为肺炎甚至重症肺炎。病情进一步加重可能会导致患者死亡。

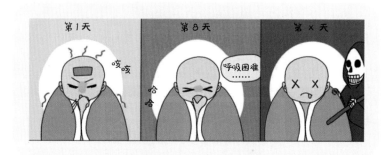

感染流感病毒后该怎么办？

出现流感症状时，患者应尽快就医。未痊愈前，患者应保持良好的呼吸道卫生习惯，咳嗽、打喷嚏时掩住口鼻，并勤洗手。与他人接触时应保持社交距离，尽量避免接触他人，尤其是老人与慢性病患者等易感人群。

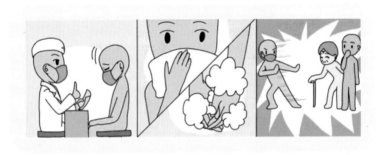

 防控措施

如何预防流感？最有效的方法是每年接种流感疫苗，这可显著降低患流感的风险。

为什么要每年接种流感疫苗？这是因为流感病毒容易发生变异，而且个体每年接种流感疫苗以后，其对流感的免疫力也会随着时间的推移而相应降低。

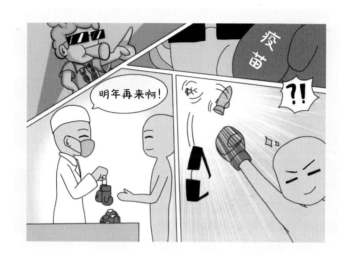

预防流感小tips：

保持良好的个人卫生习惯，咳嗽或打喷嚏时须用纸巾掩住口鼻。

勤洗手，不要用脏手触摸眼、鼻、口。

保持良好的卫生环境，勤消毒，多通风。

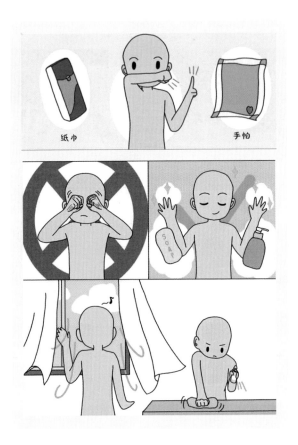

纸巾　　　　　手帕

平衡膳食，充足睡眠，适当运动。

在流感高发季节要少聚集，不要近距离接触有流感症状的患者，不要去人群密集、通风差的场所。

出现流感症状后应及早就医。患者及其家属都要佩戴口罩，减少疾病的传播风险，避免交叉感染。

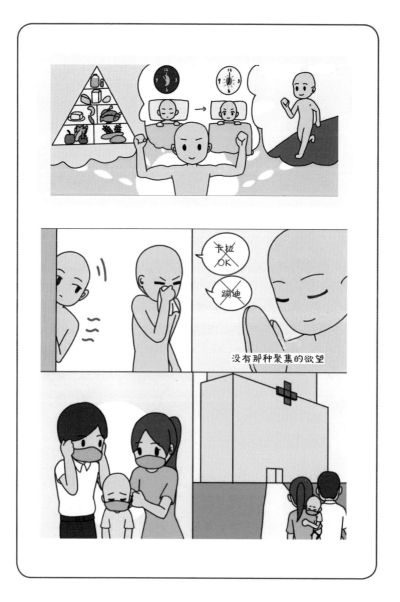

专家释疑

Q1 流感高发期间或周围的人患感冒时有必要进行预防性服药吗?

A1 流感高发期间,或者是周围的人患感冒的时候,是没有必要进行预防性服药的,但需要采用以下几个措施:第一,不要到人群密集的地方;第二,工作或生活环境保持通风;第三,养成佩戴口罩的习惯。

Q2 去年接种了流感疫苗,今年需要再次接种吗?

A2 因为流感病毒变异的速度较快,疫苗生产企业会根据对当年流感流行株的预测生产当年的疫苗,所以建议每年都接种流感疫苗。

第二章

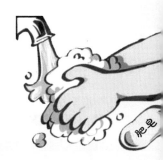

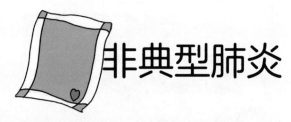

非典型肺炎

非典型肺炎，简称"非典"，是由SARS病毒通过飞沫传播产生的呼吸道传染病，常使患者出现呼吸困难、发热、全身疼痛无力等症状。

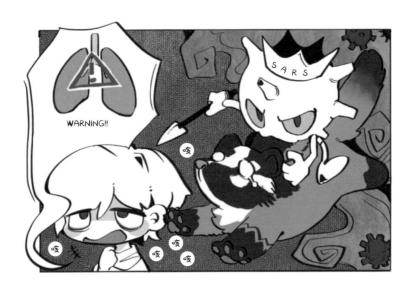

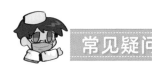

 为什么会感染SARS病毒？

　　SARS病毒的主要传染源为带有病毒的患者及病原携带者，然而一些带有病毒的动物也可作为中间宿主进行传染。例如，2003年我国出现的"非典"疫情中，因为果子狸与病毒源头菊头蝠有野外接触而携带病毒，人类捕食果子狸后便感染了该病毒，从而加快了病毒的传播。

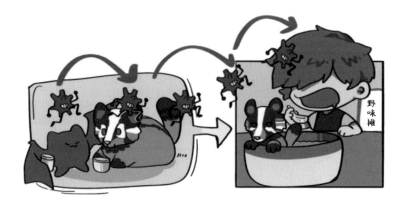

如何判断自己感染了SARS病毒？

　　"非典"患者的病征与流感患者相似，如发热、肌肉酸痛和乏力。一些患者还会出现明显的呼吸道症状，如干咳等，同时肺部有发炎迹象。"非典"的病征与典型细菌性肺炎最大的差异在于患者不会有毒性病容，如呼吸急促、鼻翼扇动等。

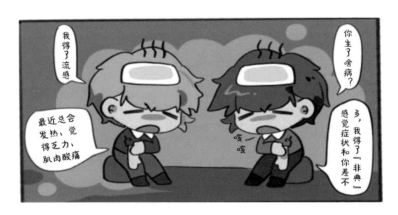

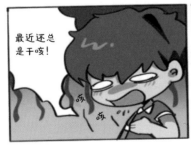

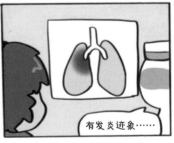

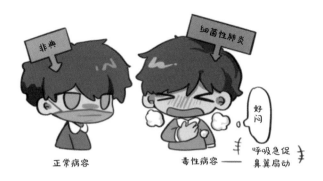

感染了SARS病毒后该怎么办?

　　由于"非典"的传染性和致病性都比较强,一旦怀疑自身感染,应立即向卫生防疫机构报告,并前往指定地点进行隔离,同时避免与他人发生密切接触,做到早发现、早隔离、早治疗。

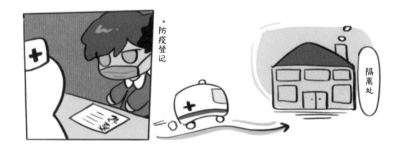

防控措施

预防"非典"主要在于保持良好的个人卫生习惯和隔离传染源。

（1）从疫区回来的人员，应该自觉隔离14天，确保没有被病毒感染后才能解除隔离。

（2）疫情暴发时期，不要去人群密集的场所。

（3）防护措施要到位，出门记得佩戴口罩。

（4）勤洗手，勤消毒，多通风。可以携带小包装酒精（酒精、湿纸巾等）来消毒。

（5）保持好个人卫生，打喷嚏或咳嗽时用干净的纸巾掩住口鼻。

尽量不要接触患者的任何物品，而且对患者的所有物品必须进行严格消毒。

 专家释疑

Q "非典"的主要症状与感冒有什么不同？

A 它们都是病毒性疾病，患者都会出现病毒血症的症状，包括头痛、疲倦、胃口欠佳，甚至会出现发热等情况。

但是一般感冒的病征以上呼吸道症状为主，比如流鼻涕、打喷嚏，或者是咽喉比较干燥，咳嗽相对会比较少，病情相对比较轻。而"非典"影响的是病患的整个呼吸道，特别是下呼吸道，包括肺泡的功能，咳嗽是其主要症状，患者的呼吸功能不好，会出现气促、呼吸困难，甚至呼吸衰竭等症状，病情往往比较重，病死率很高。当出现上述症状时，患者应及时前往医院检测和就诊。

第三章

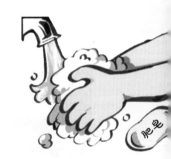

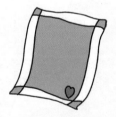

结核病

结核病是由结核分枝杆菌引起的疾病。这种细菌在人体血液供应充足和含氧量高的地方更易"横行霸道"，因此又以肺结核病最为常见。当然，结核分枝杆菌也会"横行"至身体其他部位，导致肺外结核病。结核病主要通过空气传播。

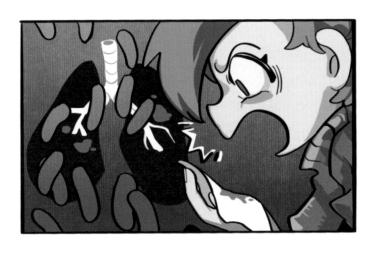

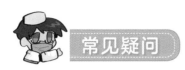
常见疑问

 为什么会感染结核分枝杆菌？

全球每4个人中就约有1个人感染结核分枝杆菌，感染后视感染者免疫力的强弱，约10%的人群会发展成结核病患者。人吸入这些患者的飞沫后就有可能感染结核分枝杆菌，其中老年人、糖尿病患者、长期吸烟者、免疫力低下的人群更容易感染结核分枝杆菌。

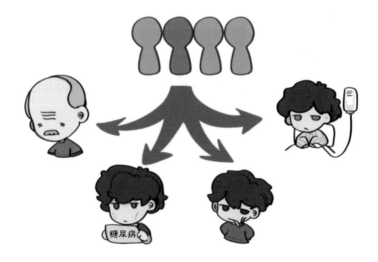

怎么判断自己是否感染了结核分枝杆菌？

感染后，人体几乎所有的部位都有可能发生结核，以肺结核为主要类型。肺结核患者常出现咳嗽、咳痰、咳血、发热、乏力等症状，当咳嗽、咳痰持续2周以上，应考虑是否患了肺结核。

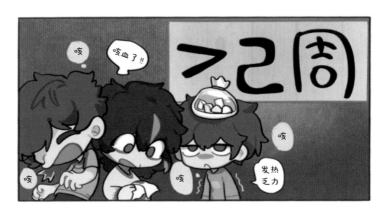

 怀疑自己得了肺结核该怎么办？

当出现上述情况时，患者应及时前往结核病定点医疗机构就诊。确诊后，患者应注意呼吸道卫生，避免传染给他人、按时服药、按时复查。普通肺结核经过6～8个月的规范治疗可治愈，若治疗过程中出现抗生素滥用或服药疗程不足等情况，就有可能发展成耐药肺结核。一旦出现耐药情况，治愈率会降低，治疗费用会相应增加，还容易传染给他人，使他人成为耐药肺结核患者。

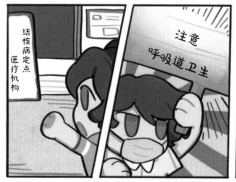

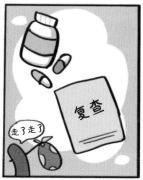

防控措施

（1）居住环境要多通风，降低空气中结核分枝杆菌的浓度，这是对抗结核分枝杆菌的重要措施之一。在有传染性肺结核患者的场所，更要注意定期开窗通风。

（2）到人群密集场所要佩戴口罩。

（3）饮食起居有规律，不吸烟、不酗酒、不熬夜，加强体育锻炼，增强体质。

（4）养成良好的卫生习惯，如不随地吐痰，咳嗽、打喷嚏要掩住口鼻等。

（5）预防容易感染肺结核的其他疾病，如糖尿病、硅肺等。

（6）接种卡介苗，定期体检。

（7）早发现、早诊断、早隔离、早治疗。如怀疑自己发生了感染要马上到结核病定点医疗机构就诊。

专家释疑

Q1 肺结核携带者接触老人、小孩等免疫力较低的人会有传染风险吗？

A1 免疫功能比较低下的人群接触肺结核患者，会有感染结核分枝杆菌的风险。建议这类人群接种卡介苗。如果接触肺结核患者，要做好个人防护，包括佩戴口罩、洗手，保持室内通风。对肺结核患者及时作出诊断和治疗，从另一个角度来说可以保护儿童、老人及免疫功能低下的人群。

Q2 出现哪些症状时要考虑感染肺结核的可能性？

A2 肺结核属于感染性的疾病，因此很多患者会有发热症状，往往表现为低中热，当然有些急性感染患者表现为高热。肺结核导致的发热特点是，发热多在中午以后，被称为"午后潮热"。此外，结核病是消耗性的疾病，因此患者会消瘦。由于结核分枝杆菌侵犯支气管和肺脏，患者会出现咳嗽、咳痰，甚者咳的痰里面还会带血。更甚者可能会出现胸闷、气紧、呼吸困难甚至呼吸衰竭等症状。

第四章

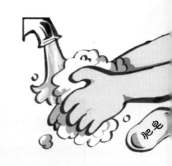

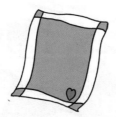

流行性
腮腺炎

流行性腮腺炎是由腮腺炎病毒引起的急性呼吸道传染病，以腮腺非化脓性炎症、腮腺区肿痛为临床特征，是儿童和青少年中常见的呼吸道传染病。腮腺炎病毒除会侵犯腮腺外，还会侵犯神经系统及各种腺体组织，引起睾丸炎、卵巢炎和胰腺炎等病症。

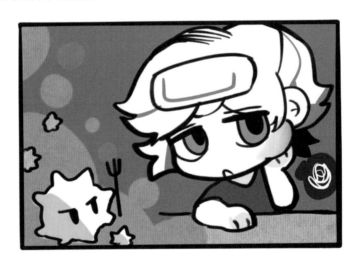

常见疑问

 腮腺炎病毒感染的途径和危害有哪些?

　　本病的早期患者及隐性感染者均为传染源，腮腺炎病毒主要通过飞沫经呼吸道传播，也能通过接触被病毒污染的物品传播。患者出现腮腺肿大前7天至肿大后2周时间内可从唾液中分泌出病毒，具有高度传染性。在妊娠早期，腮腺炎病毒还可经胎盘屏障导致胎儿发育畸形。

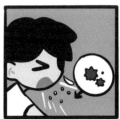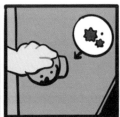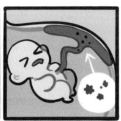

 怎么判断是否感染了腮腺炎病毒?

　　流行性腮腺炎的潜伏期平均为18天，部分病例有发热、头痛等前驱症状，但大部分患者无前驱症状。发病后1～2天内，患者会出现脸部或耳部疼痛，以耳垂为中心的腮腺肿大，体温会上升，可达40℃。

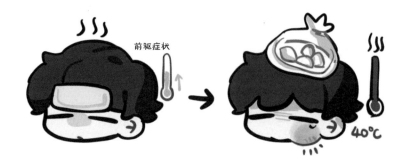

前驱症状

40℃

 怀疑得了流行性腮腺炎该怎么办?

由于症状出现前数天患者已开始分泌出病毒，确诊后患者应接受隔离至腮腺消肿后5天。本病尽管主要病变发生在腮腺，但实际上仍属于全身性感染疾病，可累及中枢神经系统或其他腺体、器官，约75%的腮腺炎患者会有并发症，需注意对并发症的治疗。

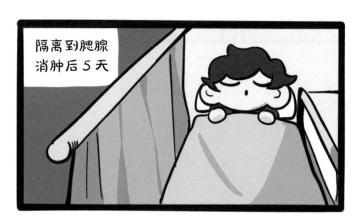

隔离到腮腺消肿后5天

防控措施

（1）接种疫苗是预防流行性腮腺炎最有效的方法，18～24月龄儿童应常规接种一剂次麻疹—腮腺炎—风疹联合疫苗，接种两剂次含腮腺炎成分的疫苗效果会更好。

（2）避免接触流行性腮腺炎的患者。

（3）增强自身免疫力，适当进行体育锻炼，保持健康作息。

（4）养成良好的卫生习惯，勤洗手，勤通风。打喷嚏时用纸巾掩住口鼻并立即洗手，避免用脏手接触口、眼、鼻。

（5）在腮腺炎流行期间，避免到人群密集的场所，出门前应先佩戴好口罩。

（6）及时消毒和隔离。出现相关症状应及时就医治疗。校园内出现感染应马上隔离患者，对患者使用过的餐具、毛巾等个人用品进行充分消毒。

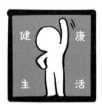
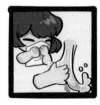

专家释疑

Q1 流行性腮腺炎没有出现发热症状正常吗?

A1 发热并非流行性腮腺炎的必然表现,流行性腮腺炎的诊断主要结合流行情况和就诊者2～3周前是否有接触史,具体症状包括以耳垂为中心的腮腺肿大,部分患者伴有发热。

Q2 得了流行性腮腺炎一般要多久才能痊愈?

A2 如果没有并发症,腮腺肿胀会在6～8天消退。如果并发睾丸炎、脑膜炎、胰腺炎等,恢复时间会长一些。

第五章

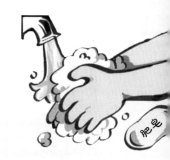

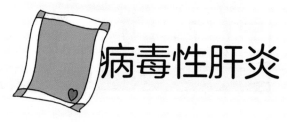

病毒性肝炎

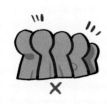

病毒性肝炎是由甲型、乙型、丙型、丁型、戊型肝炎病毒引起的传染病，以肝脏病变为主，多为急性发病，预后良好。乙肝和丙肝迁延成慢性后可能发展为肝硬化和肝癌。

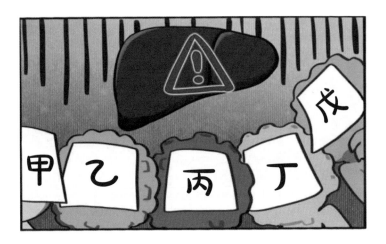

常见疑问

 为什么会感染肝炎病毒？

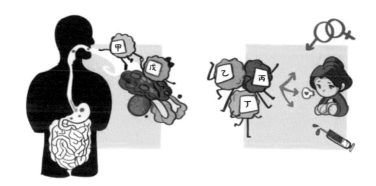

　　甲型、戊型病毒性肝炎经消化道传播，丁型和危害性较大的乙型、丙型病毒性肝炎则经性传播、母婴传播和血液传播。单以乙型病毒性肝炎为例，我国现有感染者约9300万人，发展成慢性乙肝的患者约有2000万例，生活中存在较大的感染风险。

 如果感染了肝炎病毒，会发生什么？

　　乙肝病毒携带者一般没什么症状，日常生活不受影响，也无须治疗。若患者开始出现乏力、尿黄、食欲下降的症状，且在肝功能检查时出现谷丙转氨酶异常，可能已发展成慢性乙肝，其他类型的病毒性肝炎也有类似症状。

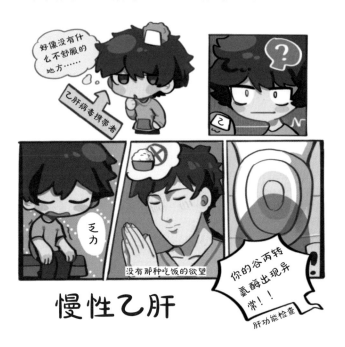

慢性乙肝

 怀疑得了病毒性肝炎该怎么办?

当自身出现前述类似症状时，应及时前往医院进行肝功能、病毒载量等检查，以判断是否患上病毒性肝炎。若放任病症不管，不仅会增大传染他人的可能性，乙型肝炎、丙型肝炎还可能发展成肝硬化甚至肝癌。因此，为了自己和他人的身体健康，请及时就医，积极配合治疗。

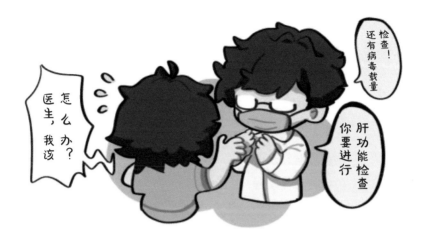

 防控措施

科学预防病毒性肝炎，以下措施很重要。

（1）养成良好的生活习惯。注意饮食、饮水卫生，饭前便后要洗手，不喝生水，确保用水安全，不要共用个人物品。

（2）开展预防接种。预防接种是最经济、最有效、最安全的预防措施。目前除丙型、丁型肝炎外，其他型的肝炎都有相应的疫苗。接种时要全程、及时接种，只有按照国家免疫接种程序和疫苗说明书开展接种，才能保证及时获得有效抗体。

（3）确保血液安全。始终使用清洁针具，采取安全性行为，文身时要使用安全的器具。

护肝小tips：

饮酒要适度

化学产品要慎用

接种疫苗须及时

用药严格遵医嘱

坚持锻炼

膳食均衡

定期体检

专家释疑

Q1 对于没有有效治疗药物的病毒性肝炎，应该采取什么治疗措施？

A1 病毒性肝炎主要有甲型、乙型、丙型、丁型、戊型五种。甲肝病毒和戊肝病毒只会出现急性感染，一般不会出现慢性感染，度过急性期的患者会自愈。乙肝、丙肝和丁肝病毒感染则有可能会发展成慢性肝炎。

有些肝炎是可以治愈的，现在已经有可以治愈丙型肝炎的药物了。一般来讲，服药3个月基本上就可以治好丙肝了。因此，并非没有有效的药物来治疗病毒性肝炎。乙型肝炎的治疗目前还是一个难题，但也有很好的治疗手段。通过口服核苷类抗病毒药物，如恩替卡韦、替诺福韦、丙酚替诺福韦，每天一片，可以有效地控制乙型肝炎病毒的复制，只要病毒DNA的过度复制得到较好的控制，一般来讲，患者的症状就不会进一步恶化。有些患者通过口服抗病毒药物治疗一段时间后，如果HBsAg水平足够低，还可以加上干扰素治疗，那么，这些患者是可以完全治愈的。当然，这些一定要到专科医院进行评估。

最有效的预防病毒性肝炎的手段，就是注射肝炎疫苗。目前，针对甲型肝炎、乙型肝炎和戊型肝炎，都有有效的疫苗。以乙型肝炎疫苗为例，由于我国较早实施新生儿免费乙型肝炎疫苗接种，现在19岁以下的青少年中，乙型肝炎患者已经很少了。虽然没有针对丙型肝炎的有效疫苗，但是有可以治愈的药物，相信消除病毒性肝炎指日可待。

Q2 日常生活中与乙型肝炎患者和乙型肝炎病毒携带者接触安全吗？

A2 日常生活中接触乙型肝炎患者或乙型肝炎病毒携带者是安全的。因为乙型肝炎的主要传播途径是血液传播、母婴传播和性传播，所以日常生活中的交往、接触，包括一起吃饭、握手、拥抱甚至接吻，一般都不会导致感染。另外，如果你通过接种乙型肝炎疫苗已经获得了抗体，那么即便与有传染性的乙型肝炎患者或乙型肝炎病毒携带者亲密交往，也不会被感染。当然，由于乙型肝炎病毒可以通过性传播，如果你的性伴侣是乙型肝炎患者，而且有传染性，在没有抗体的情况下，就要做好防护措施。

第六章

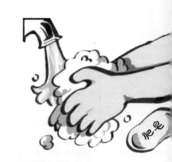

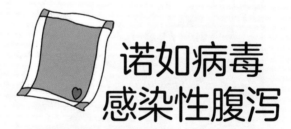

诺如病毒
感染性腹泻

诺如病毒喜欢在秋冬季出没，主要通过粪—口传播，全年龄易感的它能让一家老小都上吐下泻，因此也被称为"冬季呕吐病"。

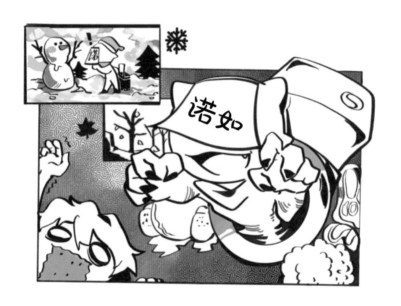

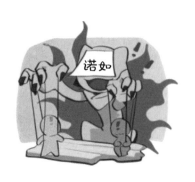

常见疑问

为什么人会感染诺如病毒?

人类是诺如病毒的唯一宿主，健康携带者、感染者均可成为诺如病毒的传染源。诺如病毒不仅可以通过食物、水以及密切接触传播，还可通过呕吐物的气溶胶传播。

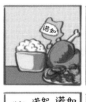

 感染诺如病毒后会出现什么症状?

感染诺如病毒后,最常见的早期症状是突发恶心和频繁呕吐,随后出现恶心、腹痛、头痛、发热、畏寒和肌肉酸痛等。

如果身边的同学朋友进食某种食物后均出现呕吐、腹泻,需警惕诺如病毒感染和食物中毒的可能。

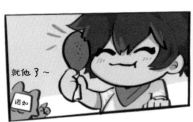
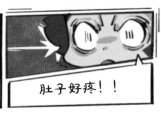

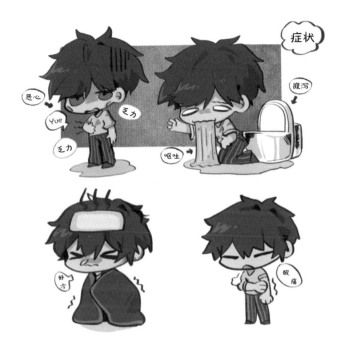

感染诺如病毒后该怎么办?

　　诺如病毒属于自限性疾病，起病较急，来势凶猛，但恢复也往往较快，多数患者发病后无须治疗，休息2～3天即可康复。

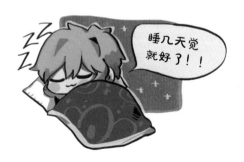

防控措施

预防诺如病毒的"葵花宝典"就是保持良好的卫生习惯，那么，主要有哪些防控措施呢?

 个人卫生

洗手是关键，外出回家后要马上洗手，饭前便后要马上洗手，注意使用香皂或洗手液，运用"七步洗手法"仔细揉搓，冲洗干净。

注意! 酒精对诺如病毒无效，因此，含酒精消毒湿巾或者免洗手消毒剂是无法杀死诺如病毒的。

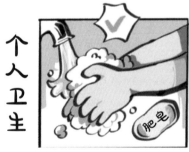
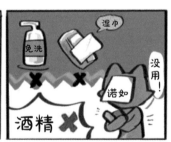

 食品卫生

不要吃生的（比如刺身）或未完全熟透的食物，不吃变质食物，不吃卫生环境"脏乱差"的餐厅里的食物。一般而言，彻底洗净的果皮可以食用，但是削去外皮可以降低感染诺如病毒的风险。

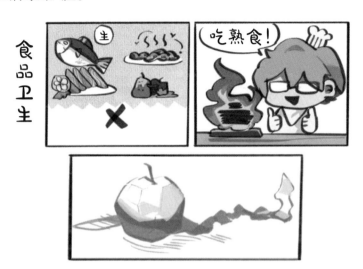

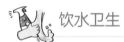 饮水卫生

不喝未经正规消毒的水，不喝生水，要选择卫生合格的桶装水，而且要煮沸之后才能饮用。

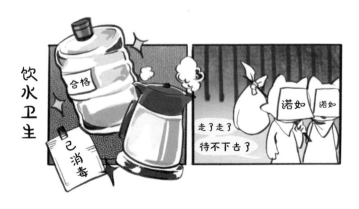

就医

一旦发病，应立即就诊。出现呕吐、腹泻等症状时，应该尽早到医院的感染科或消化科就诊，并减少与他人接触，在公共场合保持社交距离，为他人的健康负责。

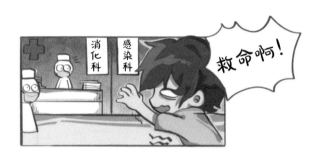

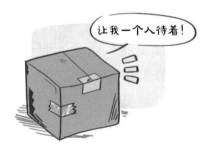

 专家释疑

Q1 食物中毒有什么常见的应急处理措施吗？

A1 食物中毒一般分为胃肠型食物中毒和神经系统型食物

中毒，以前者多见。如果一起进餐的群体出现恶心、呕吐、腹痛、腹泻等症状，就要注意是否为食物中毒。当然，如果个体进食隔夜或者不干净的食物后出现以上症状，也要注意是否为食物中毒。对于胃肠型食物中毒，最有效的方法就是催吐。如果患者清醒，可以通过刺激其咽喉部催吐，使其尽可能地把吃进去的食物呕吐出来；如果患者不清醒，就要让患者侧卧，以免呕吐物反流到气管导致窒息，必要时要插胃管洗胃，甚至灌肠。

有些食物中毒，譬如吃了毒蘑菇，患者可能不单是胃肠道出现问题，可能还会出现全身器官衰竭，包括肝肾功能损害，有些甚至会出现抽搐、昏迷等症状，这时要马上送到医院抢救。

Q2 怎样确定是不是诺如病毒感染？

A2 我们要确定究竟是否为诺如病毒感染，第一，可以通过粪便检查，看能不能分离出病毒；第二，可以做血清学的检查，看是否可检出诺如病毒相关的抗体。儿童感染诺如病毒后，症状要比成人严重，甚至可能会死亡，特别是新生儿。

第七章

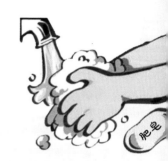

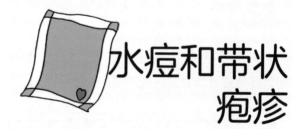

水痘和带状
疱疹

水痘和带状疱疹是由同一种病毒即水痘-带状疱疹病毒感染所引起的、临床表现不同的两种疾病。水痘为原发性感染，多见于儿童；带状疱疹不是通过外源性感染，而是由婴幼儿时期患水痘后潜伏病毒的再激活感染所致，多见于成人。

 常见疑问

 水痘-带状疱疹病毒通过哪些途径传播？

水痘-带状疱疹病毒主要通过呼吸道飞沫和直接接触传播，还可通过接触被污染的用具间接传播。

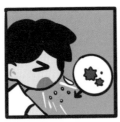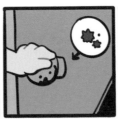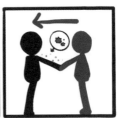

一般的观点认为，带状疱疹不是通过外源性感染，而是由婴幼儿时期患水痘后潜伏病毒的再激活感染所致。由于传

染性强，人群普遍易感，90%的易感儿童接触水痘患者后都会发病。

 怎么判断是否感染了水痘-带状疱疹病毒？

　　成人感染典型水痘后会出现畏寒、低热、乏力、咽痛等症状，持续1～2天后才出现皮疹。皮疹出现后迅速发展为疱疹，肉眼可以观察到米粒至豌豆大的圆形紧张水疱，疱液先为透明，很快变浑浊，周围有明显红晕，水疱中央呈脐窝状。非典型患者还须依赖实验室检查确定。

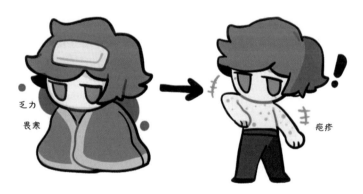

　　带状疱疹发病前为潜伏性感染，可长时间无症状，当患者免疫功能下降时病毒将被激活，使受侵犯的神经节发生炎症。发病后可出现低热和全身不适的症状。该病的特征表现为单侧、呈带状排列的疱疹并伴有神经痛，诊断多无困难。非典型患者还须依赖实验室检查确定。

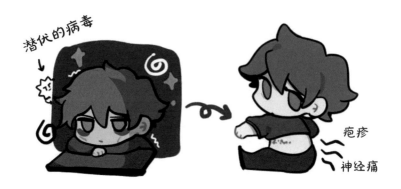

潜伏的病毒

疱疹

神经痛

 怀疑得了水痘或带状疱疹，该怎么办？

水痘患者发病前1～2天即有传染性，需立即隔离至全部疱疹结痂为止。发热期应卧床休息，进食易消化的食物和及时补充水分。对皮疹处应加强护理，保持清洁，避免搔抓疱疹以免导致其继发感染。皮肤瘙痒者可用炉甘石洗剂涂搽，疱疹破裂后可涂抗生素软膏。发病早期可应用阿昔洛韦，其为治疗水痘-带状疱疹病毒感染的首选抗病毒药物。

带状疱疹为自限性疾病，神经剧痛者可使用镇痛药，应保持皮疹处清洁，防止继发细菌感染，同时可选用阿昔洛韦进行抗病毒治疗。

防控措施

 水痘

（1）预防水痘最经济、最有效的方法是接种水痘疫苗，不仅可以直接预防儿童时期的水痘，还可以间接预防成年期的带状疱疹。在我国，水痘疫苗为自愿自费接种，年满一周岁即可接种。

（2）在水痘流行季节，如果没有感染过水痘，同时又没有接种过疫苗，应避免到人群密集的场所。

（3）水痘主要通过呼吸道传播。若到医院就诊，应当佩戴好口罩。

（4）注意保持室内通风，养成勤洗手等良好的个人卫生习惯。

（5）避免与水痘患者接触，群体内如出现水痘患者，其他人可进行水痘紧急预防接种。

 带状疱疹

（1）对带状疱疹目前尚无特效药。预防的有效手段是接种带状疱疹疫苗。建议50岁以上人群，尤其是曾经感染过水痘且免疫力低下的人接种带状疱疹疫苗。

（2）提高机体免疫力，适当运动。

专家释疑

Q1 得了带状疱疹后，在饮食上有什么注意事项？

A1 带状疱疹患者的免疫力往往比较低下，患处有水泡，患者感觉疼痛，甚至会影响食欲，建议适当食用容易消化的食物，例如新鲜的蔬菜、水果等，最好不要食用刺激性比较强的食物，譬如辛辣、酸涩、油腻、煎炸食物，不要喝酒、吸烟。

Q2 带状疱疹得过一次之后还会复发吗？

A2 会复发。带状疱疹病毒会潜伏在体内，一旦抵抗力下降就有可能复发。

第八章

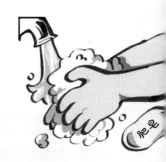

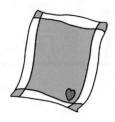

单纯疱疹

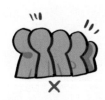

单纯疱疹由人类单纯疱疹病毒所致，多侵犯皮肤、黏膜交界处，皮疹为局限性簇集性小水疱，病毒长期潜伏和反复发作为其临床特征。

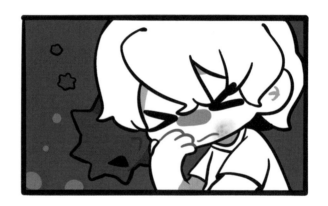

 常见疑问

 为什么会感染单纯疱疹病毒？

人类是单纯疱疹病毒唯一的自然宿主，70%～90%的成人都曾感染过单纯疱疹病毒I型。病毒可经口腔、呼吸道、生殖器以及皮肤破损处侵入体内，潜伏于人体中。

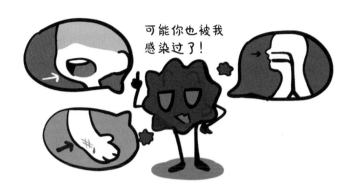

怎么判断是否感染了单纯疱疹病毒？

单纯疱疹发病时，在唇缘、口角、鼻孔或生殖器处常有发痒、灼热或刺痛的感觉，进而出现针头或米粒大小的簇集水疱群。水疱彼此并不融合，但可有多簇水疱群。水疱壁薄，疱液清亮，短时间内可自行溃破。

怀疑自己得了单纯疱疹，该怎么办？

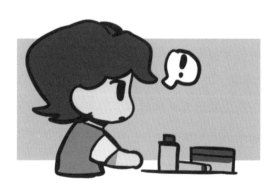

单纯疱疹目前不需要进行隔离，但仍需要注意个人防护，佩戴好口罩，避免接触他人。同时，可外用阿昔洛韦乳膏局部涂搽，有继发感染时应用抗生素软膏，疱疹糜烂渗出时可用硼酸溶液局部湿敷，使皮损干燥、疼痛感减轻或消失，缩短病程。此外，还可选择抗病毒药物口服治疗。

 防控措施

　　预防单纯疱疹的关键在于注意个人卫生，注重性安全，提高自身免疫力。

　　（1）养成良好的卫生习惯，勤洗手，勤洗脸，保持皮肤清洁，避免接触有毒物质。

　　（2）不与他人共用餐具、洗漱用品和枕头被褥等。

　　（3）避免高危性行为。

　　（4）避免与感染单纯疱疹病毒的患者密切接触。

　　（5）增强免疫力，适当进行体育活动。尽量避免感冒、发烧等诱发因素，以及劳累、熬夜、酗酒等降低免疫力的行为。

　　（6）患生殖器疱疹的孕妇尽量避免产道分娩，避免新生儿通过产道感染。

　　（7）一旦皮肤出现单纯疱疹，应避免亲密接触他人，防止疾病传播。

专家释疑

Q1 无缘无故怎么会出现疱疹?

A1 单纯疱疹分原发性感染和复发性（再激活）感染。原发性感染主要通过接触病患区域传播，生殖器疱疹主要通过性传播；感染原发性单纯疱疹病毒后，病毒以休眠状态长期潜伏在脊髓附近，该病毒在发热、情绪紧张或者免疫力低下时会被重新激活，再次开始繁殖，并再次发生疱疹。

Q2 单纯疱疹可以自愈吗?

A2 不能。该病系自限性疾病，一般对症治疗就可以，但常反复发生。

第九章

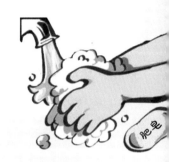

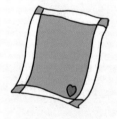

艾滋病

"艾滋病"又称"获得性免疫缺陷综合征"（Acquired Immune Deficiency Syndrome，AIDS），是危害性极大的恶性传染病，感染人数逐年升高。艾滋病由人体免疫缺陷病毒（Human Immunodeficiency Virus，HIV）引起，可使患者免疫系统逐渐丧失抵抗力，无法抵御疾病，发展至晚期会出现严重感染、恶性肿瘤等各种并发症，最后死亡。

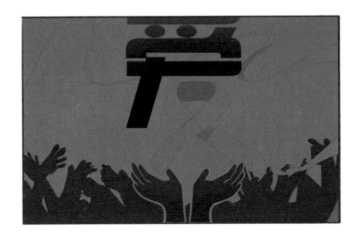

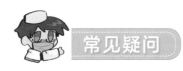

常见疑问

 HIV的传播途径有哪些?

生活中，HIV可通过性接触、血液或母婴传播等途径传染，当发生不安全性行为、共用针头吸食毒品、使用被感染者的体液污染过的器具等高危行为时，会有更高的感染风险。

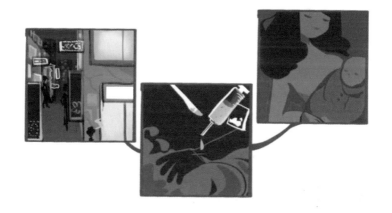

 如何判断自己是否感染了HIV?

初次感染HIV后的 2～4 周里，患者常出现持续高热、盗汗、腹泻，还可能会出现淋巴结肿大的症状。此后进入无症状期，HIV在患者体内不断复制，破坏免疫系统，一般持续6～8年。

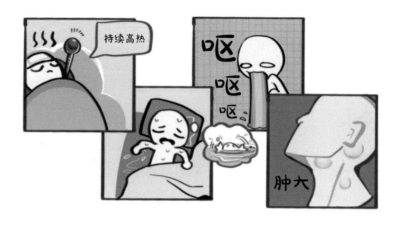

 疑似感染HIV后该怎么办?

　　当发现自身有过上述高危行为，同时对方又属于HIV阳性或高危人群时，应尽快服用阻断药，并前往正规医疗机构检测HIV抗体，由于HIV有"窗口期"，感染数周后才能被检测到，因此需要进行多次检查。

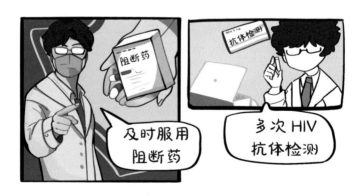

防控措施

（1）性传播是我国艾滋病传播的主要途径，我们要做自己健康的第一责任人，采取安全性行为以远离艾滋病，最有效的措施之一即全程正确使用质量合格的安全套。

（2）吸食毒品会使人严重丧失判断力，更容易发生不安全性行为。因此，我们要增强对毒品的警惕性，注意辨识新型"换装"毒品。

（3）若发生了不安全性行为，应立即到正规医院就医，在医生的指导下，在72小时内尽早使用阻断药，降低感染风险。

（4）若经常发生感染风险较高的行为，应该定期进行艾滋病抗体检测，建议每年至少两次。

（5）不与他人共用注射器，应使用一次性注射器。

（6）不到未经政府机构审批的非正规机构献血。

（7）不到非正规机构拔牙、穿耳、文身等。

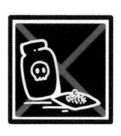  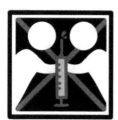

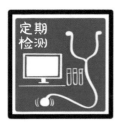
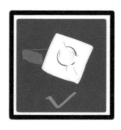
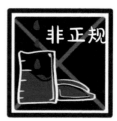

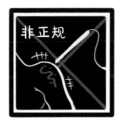

 专家释疑

Q1 艾滋病"窗口期"是怎么一回事？

A1 诊断艾滋病需要通过筛查来判断是否感染艾滋病病毒，初筛的方法是检测艾滋病抗体。但从感染艾滋病病毒到出现抗体需要一段时间，这段时间就是所谓的"窗口期"。因此，在"窗口期"做检测的时候，艾滋病抗体的检测结果呈阴性，但是患者可能已经感染了艾滋病病毒，还需要通过进一步的检测来确定：一是检测艾滋病病毒的核糖核酸（HIV RNA），它的出现往往要比抗体早；二是在发生高危性行为后6周再复查，如果检测结果为阴性，则基本可以排除感染。

Q2 艾滋病患者怎样才能像正常人一样生活？

A2 艾滋病患者可以像正常人一样生活。关键是患者在得知自己患艾滋病后，应该及时到医院进行治疗，现在已经有很好的药物来治疗艾滋病了。首先，通过抗病毒治疗，艾滋病患者携带病毒的量会降低到检测不到的水平，使之不具备传染性。其次，通过抗病毒治疗，对艾滋病病毒载量进行有效控制后，患者的免疫功能会慢慢地恢复。这样的话，正常生活、工作都是可以的。

第十章

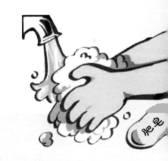

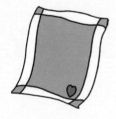

登革热

登革热是一种由登革热病毒引起、经伊蚊叮咬传播的急性虫媒传染病。鉴于伊蚊的习性，登革热通常在夏秋季节高发。

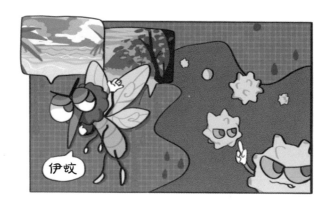

 常见疑问

 登革热病毒的传播途径有哪些?

登革热患者和隐性感染者为主要传染源，即使不发病，只要血液中存在登革热病毒，就能通过伊蚊传染他人。

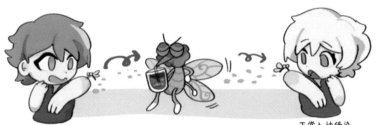

登革热患者或隐形感染者　　　　　　　　　　　　　正常人被传染

 如何判断自己是否感染了登革热病毒？

如自己在登革热流行地区、登革热流行季突然出现发烧伴全身疼痛、恶心呕吐、皮疹等登革热典型症状，尤其是在被"花蚊子"（白纹伊蚊）叮咬过的情况下，应考虑感染登革热病毒的可能。

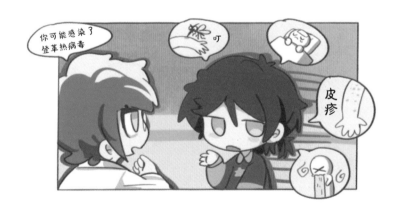

 疑似感染了登革热病毒该怎么办？

怀疑自身感染了登革热病毒后无须惊慌，应尽快前往医院，医生通过询问病史、体格检查及血液化验可以确诊。由于登革热属于具有自限性倾向的传染病，通常情况下轻症患者10天内即可自行痊愈。但部分患者可能会发展至重症，需进一步住院观察。

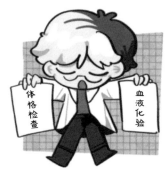
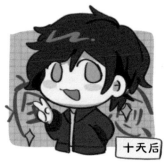

 防控措施

（1）如果前往登革热流行地区，一定要避免蚊虫叮咬，这是预防登革热的重要措施，应穿好防护衣物，比如长袖和长裤。

（2）使用含有二乙基甲苯酰胺（DEET）的驱蚊剂，DEET浓度最好为50%。

（3）因为蚊子可能透过薄衣物来叮咬，所以可以向衣服喷洒含有氯菊酯或DEET的驱蚊剂。

（4）使用蚊帐并向蚊帐喷洒驱蚊剂，或用驱蚊剂浸泡蚊帐，向卧室空间喷洒驱蚊剂。

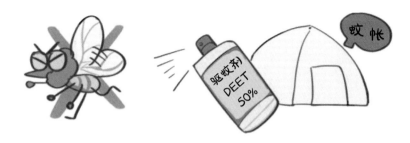

 专家释疑

Q 登革热有无特殊防治方法?

A 登革热最关键的防治方法就是防蚊灭蚊。因为登革热是通过蚊子传播的虫媒传染病,所以只要把蚊子消杀掉,就基本不会出现感染了。登革热是一种病毒性疾病,没有治疗的特效药物,但是因为登革热有自限性,就是患者自己慢慢会痊愈,所以治疗还是以对症为主。

第十一章

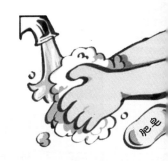

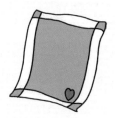

狂犬病

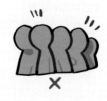

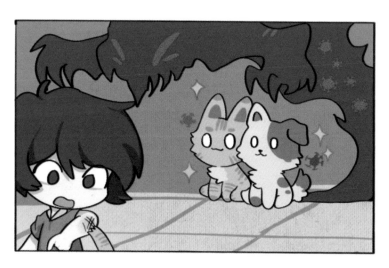

　　狂犬病是一种由狂犬病毒引起的急性传染病，临床上大多数患者会表现出恐风、恐水、咽肌痉挛、进行性瘫痪等症状。典型特征是恐水症。患者表现为饮水甚至听到水声时，咽肌都会出现痉挛，不能将水咽下，或即使在极度口渴的情况下也不敢饮水。

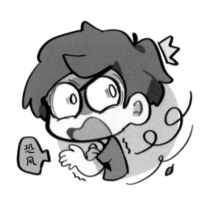
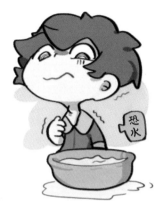

 常见疑问

 被哪些动物伤及会得狂犬病?

高风险：①犬、猫（包括流浪的和家养的）；②流浪的或野生的哺乳动物，以肉食动物为主；③蝙蝠（接触即为高风险暴露）。被上述高风险动物致伤后均必须进行暴露后处理。

低风险：①牛、羊、马、猪等家畜；②兔及鼠等啮齿动物。被低风险动物致伤后可根据当地狂犬病的流行情况选择是否处理。若当地有动物存在狂犬病情况，或被伤者极度焦虑，建议进行暴露后处理。

无风险：非哺乳动物不传播狂犬病，不与外界接触的家养及实验室（不接触狂犬病病毒）啮齿动物也可视为无风险。

正常人如果被狂犬病患者伤及，须按照高风险进行暴露后处理；如与之正常接触，则无须处理。

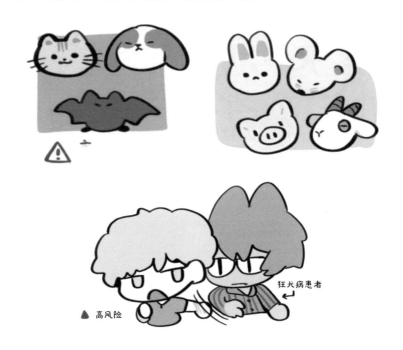

高风险

狂犬病患者

 如何简单判断伤口程度？可以进行什么处理？

酒精擦拭伤口：无疼痛属于Ⅰ级暴露，无须进行暴露后处理，但需认真清洗接触部位。伤口无出血、少量渗血及挤压后渗血属于Ⅱ级暴露，需进行伤口处理和疫苗接种。明显出血、皮肤全层破裂或被蝙蝠咬伤属于Ⅲ级暴露，此类伤口需进行伤口处理、疫苗接种并根据情况使用被动免疫制剂。

冲洗伤口：用肥皂水或弱碱性清洁剂及流动的清水对伤口进行彻底有效的冲洗，建议冲洗15分钟左右，有条件者可冲洗完后使用生理盐水冲洗伤口以避免清洁剂残留。

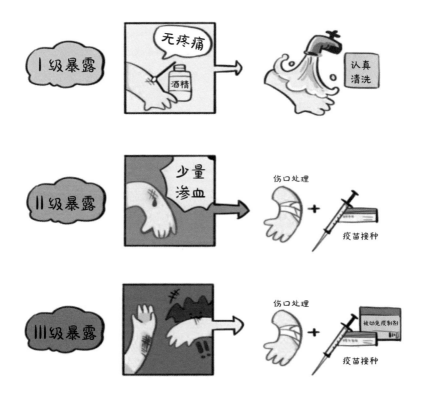

如何确定患者真的得了狂犬病？该病有什么表现？

狂躁型患者：出现发热并伴随明显的神经系统体征，包括机能亢进、定向力障碍、幻觉、痉挛发作、行为古怪、颈项强直等。其突出表现为极度恐惧、恐水、怕风、发作性咽肌痉挛、呼吸困难、排尿排便困难及多汗流涎等。

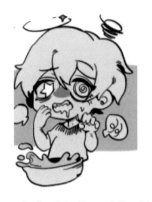
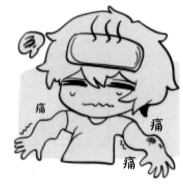

麻痹型患者：无典型的兴奋期及恐水现象，而以高热、头痛、呕吐、咬伤处疼痛开始，继而出现肢体软弱、腹胀、共济失调、肌肉瘫痪、大小便失禁等。

狂犬病发病后的整个自然病程一般为7～10天。死因通常为咽肌痉挛而窒息，或呼吸、循环衰竭。

 被动物咬伤之后一定会得狂犬病吗？

狂犬病还应与以下两种疾病进行区分。

类狂犬病性癔症：一些癔病患者在暴露后想象自己患有此病，喉部不定时出现紧缩感，饮水困难且亢奋，但无怕风、流涎、发热和瘫痪症状。通过暗示、说服、对症治疗后，患者的病情不再发展。

破伤风：早期表现为牙关紧闭，后出现苦笑面容及角弓反张，但无恐水症状。破伤风受累的肌群在痉挛的间歇期仍保持较高的肌张力，而狂犬病患者的这些肌群在间歇期却是完全松弛的。

刚打过狂犬疫苗不久后又暴露，需不需要再打疫苗？

如再次暴露时仍处于免疫接种过程中，可继续按照原有程序完成全程接种，不需要加大剂量和剂次。

如距离上次免疫程序最后1剂完成3个月内再次暴露，无须加强免疫。

如距离上次免疫程序最后1剂完成后3个月及以上再次暴露，需在暴露当天和暴露后第3天各接种1剂疫苗。

 防控措施

首先要避免被猫、狗等动物抓咬。

若不小心被猫、狗等抓咬，我们要及时、正确地处理伤口。

（1）冲洗伤口。首先可以使用肥皂水或新洁尔灭消毒剂，彻底地冲洗伤口，伤口如有污血，应冲洗半个小时以上。

（2）涂抹药物。挤出污血并冲洗以后可以使用碘酒或者酒精涂抹伤口。这种情况下，一般不要缝合伤口，也不要包扎伤口，以便血液的引流。

（3）狂犬疫苗接种。进行全程狂犬疫苗接种，伤势较为严重时还需注射狂犬病免疫球蛋白。

注射疫苗后要多休息，避免劳累，饮食方面要吃清淡易消化的食物。

 专家释疑

Q1 学生经常在校园内喂养流浪猫，有什么风险？

A1 在校园里喂养流浪猫，首先要取得学校的同意，当然，如果在共同场所或者宿舍喂养，还需要取得相关部门和人员的同意。很多疾病都与猫有关，如果接触到猫的分泌物，有可能会感染弓形虫病、弓首线虫病等寄生虫病。如果被流浪猫抓伤，导致狂犬病的风险很高，一定要到犬伤门诊规范处理，接种狂犬疫苗。

Q2 大学生在实验室做动物实验需要接触小鼠、大鼠、猫、狗等实验动物，如果被抓咬，有没有患病风险？风险有多高？有什么紧急处理措施？

A2 从狂犬病的角度看，被不与外界接触的实验室动物抓伤，基本上无风险，只要局部处理伤口即可，如用生理盐水或者肥皂水冲洗伤口和用酒精消毒。如果伤口有感染风险，可以涂些抗生素软膏，其他不用特殊处置。

Q3 被家养猫、狗抓咬后感染狂犬病的风险有多高？有什么紧急措施可以防止感染？后续需要采取何种措施？

A3 被家养猫、狗抓伤，感染狂犬病毒的风险不大，伤口处理建议如前"被实验室动物抓咬伤"。不过，因为家猫、家狗会与外面的流浪猫、狗有接触，所以一般建议到犬伤门诊进行处理，接种狂犬疫苗。

不管怎么说，如果需要接触动物，不管是猫、狗，还是小鼠、大鼠，由于这些动物携带各种各样的病原体，因此做好个人防护措施是很有必要的。

第十二章

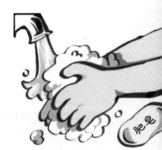

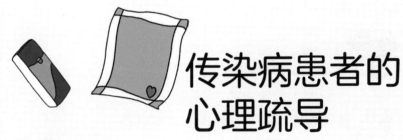

传染病患者的
心理疏导

心理健康是指心理的各个方面及活动过程处于一种良好或正常的状态。心理健康的理想状态是保持性格完好、智力正常、认知正确、情感适当、意志合理、态度积极、行为恰当、适应良好的状态。生理健康与心理健康相互联系，密不可分。当个体生理上患有疾病时，心理也必然会受到影响，出现情绪低落、焦躁不安、喜怒无常等状况，从而导致心理不适，产生心理问题。传染病患者出现心理不适时，需要自我的调整以及他人的陪伴、关心、支持、理解、共情等。

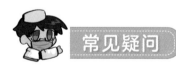

常见疑问

　　传染病患者的不良心理反应有哪些？

　　传染病区别于其他疾病的重要临床特点是其具有传染性，因而往往造成传染病患者不良的心理反应，通常表现为烦躁不安、敏感多疑、情绪不稳定等。

会产生哪些心理问题呢?

（1）自我认知问题：自我评价差，担心其他人因自己患病而给予负面评价，进而产生自责、自卑、自弃的心理。

（2）自我发展问题：看待问题变得消极、悲观。例如，认为患传染病是非常可怕、非常糟糕的，觉得这一辈子就完了。

（3）生活适应问题：因为传染病的传播性，患者大多需要隔离治疗，这对患者而言是非常态的，打乱了患者原有的生活秩序和节奏，使患者感觉自己的安全受到威胁并产生恐惧、焦虑情绪。

（4）学习学业问题：由请假或休学导致生活和学业被迫中止的失落与无奈心理。

同时，还伴有家庭关系、人际关系、情感恋爱、生涯规划、经济困难、精神障碍、缺乏关爱等问题。

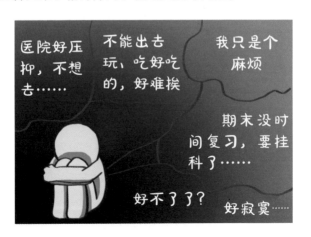

应对方法

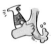 提高自我调节能力

学生在患传染性疾病后，要有意识地进行自我认知的调节和意志力的增强，遇到心理问题的时候进行积极的情绪管理和身心调适。

（1）自我激励法。学生可以通过积极的自我暗示和激励进行心理调节，强化自信心。如在心里默念"加油""我会好起来的"等，这对消除紧张情绪，进行自我塑造，实现自我超越很有帮助。

（2）合理宣泄法。学生如果因患病而感到焦虑、抑郁，切忌把负面情绪压于心底，而应该通过各种途径适当释放。例如，通过与朋友谈心、向师长请教，释放负面情绪；或者通过写日记，记录情绪和生活事件，减轻负面情绪；或者通过大哭一场或适当运动，宣泄负面情绪。

（3）自我安慰法。学生因患有传染性疾病需要隔离治疗或休学治疗是不可避免的事。如果在尽了最大努力的情况下仍然需要打断正常的学习计划，应当设想事情原本可能更糟，经过自己的努力，虽然没有完全达到预期，但已经让事情有所改善。然后根据客观条件，及时调整自身的学习目标和学习计划，以利于自己重新找回自信。

（4）理性情绪法。学生应摒弃非理性的观念，调整对事物的认知和评价，这样就能很好地消除负面情绪的困扰。如学生在生病之初就形成"我的病可能会很严重"的自我心理暗示，一旦治疗效果不如意，就很容易怨天尤人。理性情绪法要求患病学生对疾病做到"心中有数"，了解传染病相关知识，保持足够的信心，把消极的恐慌情绪转化为积极地配合治疗。

（5）注意力转移法。学生在患病被隔离或者休学期间，常常会因此感到悲观失望，这时可以将自己的注意力、情感和精力暂时转移到其他活动中，避免负面情绪蔓延。如学生可以选择做一些自己喜欢的事情，看一些励志的电影或书籍以转移注意力，等心情平复后，再进行新的规划和调整。

（6）放松疗法。可以按一定的练习程序，有意识地控制或调节自身身心活动，如在紧张时采取深呼吸的方法可以缓解

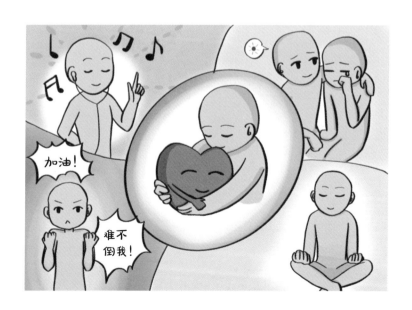

紧张；在结束了一天的治疗和学习活动后，睡前听一些轻柔的音乐，进行静坐冥想或自我催眠，可以减少精神和躯体的紧张，有助于提升睡眠质量。

 ## 构建社会支持系统

社会支持系统是指个体在自己的社会关系网络中获得的来自父母、亲人、朋友、老师等人提供的物质和精神上的支持和帮助。研究表明，家庭成员、学生导师或辅导员、朋友、心理咨询师都属于这个系统的核心，在病患学生出现心理问题的时候能及时为其提供强大的社会支持力量。

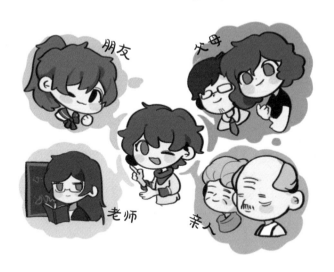

 ## 开展朋辈帮扶

朋辈帮扶是指由年龄相当者给予需要心理疏导的病患学

生帮助、安慰和支持。朋辈帮扶主体通常是指受助学生的辅导员、同学和学长。下面将以"患肺结核导致焦虑"的问题为例，介绍病患学生因患病遇到心理问题时可能获得的朋辈帮扶。

（1）辅导员层面。查阅病患学生的档案，了解其家庭状况，以便有针对性地为其提供帮扶；与该生面谈，告知其患病休学后的学习安排，并进行学习计划指导，以减轻其后顾之忧；在学生休学期间定期与该生联系，了解其病情治疗情况和学习安排，并对该生进行鼓励。

（2）同学层面。与该生共享学习资料；经常与该生沟通交流，对其进行安慰和鼓励。

（3）学长层面。帮助该生树立继续学习的信心；为该生提供学业帮扶，问题答疑；经常沟通交流，对该生进行安慰和鼓励。

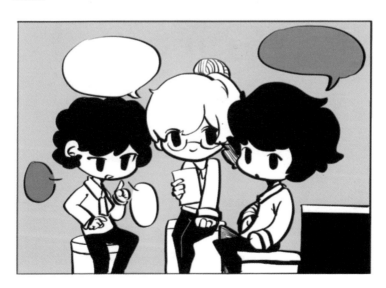

进行个体心理咨询

　　心理咨询是陪伴来访者进行自我探索的过程，是来访者尝试改变和适应的过程。现阶段，大部分高校都配备了心理咨询中心，有专业的心理咨询师为学生提供个体心理咨询服务。

　　心理咨询师会就来访者的个人信息和内心秘密进行保密，妥善保管与之来往的信件及其相关测试资料；会充分理解来访者的语言、信件内容和情绪，帮助其分析原因并寻找出路，帮助其找回积极的心态，树立自信心。

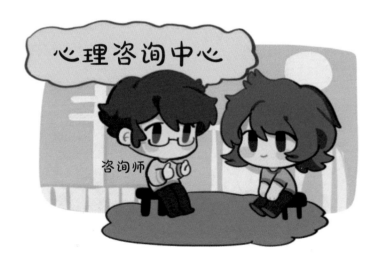

 参加团队心理辅导

　　团体心理辅导是一种在团体情境下提供心理帮助与指导

的咨询形式，由咨询师根据来访者问题的相似性分类形成或由来访者自发形成小组，每个成员都是团体中的一员，通过共同商讨、训练和引导，使成员在述说自我体验的过程中学会分享、倾听和感悟，在集体中积累亲身感悟和生活经验，从而有效解决成员共有的心理问题。

 专家释疑

Q1 在高校疫情防控工作要求的背景下，学生无法正常回家过年，如何进行有效的自我调节？

A1 "每逢佳节倍思亲"，当时间的指针拨至新年时，思念之情尤甚，但疫情的持续使这份思念少了可以当面表达的机会。学生可通过以下方式进行有效的自我调节。

保持社会联系。当我们因为疫情防控要求无法回家过年时，思念占据了脑海是非常普遍的现象。不过，思念的表达并非仅限于面对面表达这一种方式。可借助网络定期与家人或朋友保持联系，维持良好的社会支持系统。

接纳情绪。在与疫情斗争的过程中，我们也可能会出现紧张、恐惧、焦虑，甚至愤怒等平时少见的情绪。它们并非洪水猛兽。学习接纳这些情绪，能够帮助我们更好地生活。学生可以尝试以文字、绘画或声音等自己喜欢的形式来记录自己的情绪或影响自己情绪的事情，帮助自己了解这种情绪出现的缘由。

保持良好的生活习惯。保证饮食和睡眠规律，建立良好的卫生习惯是保持积极健康生活的重要内容。学生可进行适当的娱乐活动如看书、听音乐或上网等，参与一些自己感兴趣的活动。

定期进行体育锻炼。久坐之后可适当休息片刻，做3～4分钟的低强度身体活动，如拉伸等，有助于肌肉舒缓、改善血液循环和肌肉活动。心情烦躁时，也可以做一些放松练习和冥想训练。

Q2 在高校疫情防控工作要求的背景下，学生无法按时返校，耽误了学业及科研，如何有效地调节情绪？

A2 看到情绪。当自己的计划因疫情影响而被"紧急刹车"，在惊讶的背后，也会有焦虑、担心和愤怒等多种情绪的混合。你可能会焦虑自己原本的计划被突然打破；也可能会担心自己的学习和科研受到影响；甚至会感觉愤怒，愤怒疫情的突然出现，愤怒自己无法按时返校；还可能会觉得懊恼，后悔自己之前没有做好预案；等等。这些情绪会因为疫情的出现自然而然地出现。

正视情绪。当这些情绪出现时，请学生试着觉察一下，自己在突然出现的情绪之下真正在意的是什么？是因为无法返校，还是因为觉得科研和学业很重要？当看到自己情绪之下的需求之后，可以允许自己在这个情绪中稍作停留——寻找我们情绪的"言下之意"

是破解情绪谜团的重要方式与途径。

尝试应对。向上生长是刻在我们每个人生命中的动力，当我们意识到自己的需求时，就可以通过问题澄清或者交谈等方式与情绪中的自己进行交流，寻找自己解决问题的方向，即"虽然我现在回不去学校，但是我可以做点什么？"可以是有助于返校之后马上开展相关学习、工作的前期准备，也可以是不再拘泥于暂时无法付诸行动的事情，去做当下自己力所能及的事情。

寻找支持。如果觉得自己似乎陷入其中，暂时无法挣脱，可以向身边的亲朋好友、家人等寻求支持与帮助，也可以向学校专业老师、辅导员、同学等人寻找解决问题的办法，请始终记得：你，永远不是自己一个人。

Q3 发生艾滋病高危或暴露性行为的学生如何进行心理调节？

A3 艾滋病的高危或暴露性行为主要是指无保护性性行为、静脉吸毒、与他人共用注射器等物品，以及输入不安全的血液或血制品等等，其中以无保护性性行为为主。不论是自愿还是被强迫，发生高危或暴露性行为后，每个人都应该尽快采取暴露后预防①（Post

① PEP是指在暴露于某种病原体后，在一定时间内进行连续性预防性治疗，以防止由该病原体引起的感染或者疾病。文中指发生高危性行为后，需72小时内连续服用抗病毒药物以阻止病毒在体内的复制、扩散，将病毒清出人体，达到预防感染的目的。

exposure Prophylaxis，PEP）。

正视潜在风险。部分同学在发生高危或暴露性行为后，认为做后续检测是"多此一举"。但是，一项针对性病患者的调查结果显示，在确诊性病患者既往不做后续检测的原因中，"没必要"占据首位①。卡尼曼的前景理论发现：人们在面临获得的时候是"风险规避"的，而在面临损失的时候是"风险偏好"的，而这样的风险偏好就可能会让我们因忽视或小觑可能存在的潜在风险而造成更大的损失。这也提醒我们在面临可能的风险时，要更加理性地去分析和评估风险的程度。

自我觉察。"我不知道该不该去做PEP"的背后有很多原因，其中，保密性和经济负担这两项是最主要的影响因素。当你感觉茫然不知所措之时，不如停下来进行自我觉察：我在犹豫什么？犹豫的背后是在担心什么？这些担心会怎么影响到我？我有哪些可以解决问题的方法？这些方法在比较之下，哪个方法才是最优解？是否还有更合适的方法？

Q4 已经确诊患艾滋病的学生如何进行心理调节，实现从普通人到患者的心理转变，从而适应生活？

A4 接纳患病事实。从"我"到"生病的我"之间，只是

---

① 参见李艳芬、夏春雨、王凌鸿《上海市某性病门诊患者不接受艾滋病检测的原因分析》，载《中国艾滋病性病》2022年第2期，第216–217页。

多了生病这件事。而生病其实意味着现在的自己需要得到帮助。

诚然，艾滋病作为世界范围内威胁人类健康和生存的主要卫生问题之一，目前仍缺乏根治的有效药物。这种疾病引发的症状会让我们不断经历身心上的痛苦与折磨，这种折磨可能是疲劳、失眠、疼痛、悲伤和焦虑，也可能是无助、害怕、担心和后悔。这些痛苦是真实存在的，我们体验和感受到痛苦的背后，是我们对生存的渴望，对生命的眷恋。接纳自己生病的事实，是我们寻求帮助的开始。

积极接受治疗。除了按时接受药物治疗，最大限度和持久地降低病毒载量，我们同时需要注意休息，养成良好的生活习惯和加强体育锻炼，增强机体抵抗力；在性生活方面，要做好安全措施，保证性生活安全。

充分认识到这是一场持久战。与艾滋病的斗争是一场持久战，在这个过程中，我们可能会出现心理耗竭的情况。如果你觉得通过自身无法调节或消除负面心理，可以积极寻求身边家人、朋友的支持，必要时也可以寻求专业心理工作人员的支持和帮助。

后记

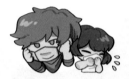

　　时光飞逝，本书参编成员在各位专家的支持与指导下，经过两年余奋发蹈厉、砥志研思，终于使《常见传染病校园防控手册》如期出版。这本图文并茂、精心编撰的科普手册从常见的传染病入手，分类解答一个个传染病相关的问题，以期能为同学们的生命健康、校园传染病防控贡献一份力量。

　　在本书的组稿、编撰过程中，参编成员不辞劳苦，为写好每一个章节殚精竭虑，字斟句酌。从前期的选题到后期的专家校正，力求做到科学严谨，向读者传递正确的科普知识。这支由我院年轻医生、学生辅导员、可爱的同学及医院管理处年轻干部组成的编写队伍，通过自己的劳动，深入浅出地进行科普医学知识宣传，希望为生命健康助力，为健康中国出力。作为学生工作指导老师，我十分感动也倍感欣慰。

　　习近平总书记曾强调："健康是促进人的全面发展的必要要求，是经济社会发展的基础条件，也是人民群众的共同追求。"维护人民群众的生命健康和生命安全，对于医务工作者来说，既是义务，又是责任。如果读者朋友们能够通过本书学习到常见传染病的防控知识，如果本书能使更多的人获益，那么，本书的编撰目的就达到了，各位参编成员则虽苦亦甘。

吕懿娜

2022年6月28日